## はじめに

看護とは、病気や障害、老化など、いろいろな理由でご自宅
しながら療養生活を送っている利用者さんを看護師が訪問し、
手伝いをするというものです。病院の看護師が病棟を走り回っ
（走っちゃダメか！）のに対して、訪問看護師は街を走り回っ
護をする外回りのお仕事です。利用者さんのお宅から次の利用
のお宅へ移動する手段は、車・スクーター・徒歩、そして自
さまざまです。街の中を移動しながら仕事をするというのは
 もので、「こんなところにこんなお店ができてる！」「ここの
ついに宅地開発か」など、新しい発見をすることができます。
でも自転車は、車より街の風景の移り変わりを感じやすく、徒
目的地に早く到着するちょうどよい乗り物ではないでしょうか。
問看護は、利用者さんのお宅に伺って、訪問看護を行い、そし
問看護ステーションに帰ってくる、そこまで無事に終えてはじ
完了します。利用者さんを待たせてはいけませんが、安全に到
こそ、安全に帰ってきてこそ、訪問看護を提供できるのです。
っているようで知らなかった自転車の交通ルール・マナーをも
度確認し、安全に移動する方法を身に付け、多くの利用者さん
問看護を届けられるよう一緒に勉強していきましょう。

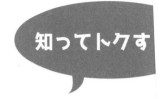

知ってトクす

# 訪問看護自転車

イラスト図解 ハンドブッ

訪問看護自転車マナーハンドブック

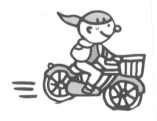

訪
に暮
その
てい
て看
者さ
転車
楽し
畑も
なが
歩よ
　訪
て訪
めて
着し
　知
うー
に訪

ラグーナ出版

# 主な登場人物

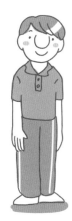

### 鎌田看護師

#### 訪問看護
#### 認定看護師

「訪問看護認定看護師」
として活躍中

病院での看護経験を
積んだ後、訪問看護
の専門分野で熟練し
た看護技術と知識を
学ぶ。訪問看護のこ
とはお任せください。

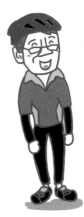

### 藤本典昭先生

#### 自転車学校講師

自転車教育のプロ

国や自治体の自転車
行政を幅広くお手伝
いしている実践者。
利用者に寄り添った
自転車安全教室は定
評で、読者にわかり
やすくアドバイスし
ます。

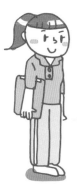

### 浅井さん

#### 新米看護師

自転車での訪問看護
もはじめて。慌てん
坊なので、無事訪問
先にたどり着けるか
心配ですが、がんば
ります。

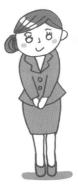

### 田中賀鶴代先生

#### おもてなし接遇
#### コンサルタント

おもてなし接遇のプロ

茶道家の家に生まれ、
茶の湯の精神をビジネ
スや医療等のマナーに
取り入れ国内外で活動
するコンサルタント。
訪問看護の分野に特化
した接遇マナー本に続
いて、茶道の観点から
自転車マナーコラムを
担当します。

この本では、「ルール」と「マナー」について説明します。自転車利用に
必要な交通法規・規則となる「ルール」、他者への気遣い・思いやりに
あたる「マナー」やエチケットは、人々が交わり心の通う社会にとって、
とても大切な心得です。

# もくじ

※自転車の交通ルールは、「道路交通法」に沿った「都道府県公安委員会規則」等により細かく規定されています。規則は各都道府県により多少異なりますが、本書ではどなたにも対応できるよう、基本を押さえた分かりやすい表記を心がけました。

# 浅井さん、はじめての自転車訪問

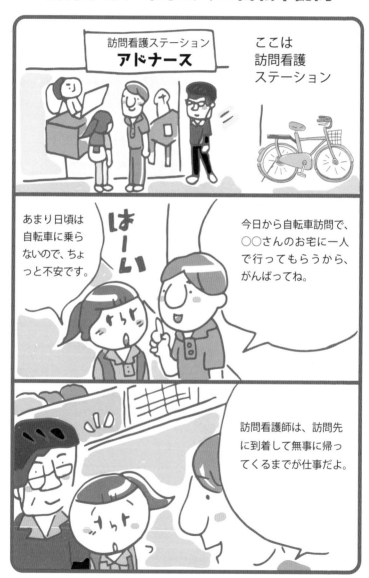

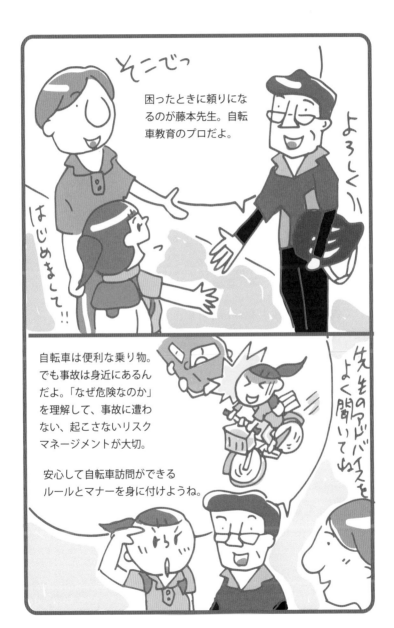

そこでっ

困ったときに頼りになるのが藤本先生。自転車教育のプロだよ。

よろしく～

はじめまして!!

自転車は便利な乗り物。でも事故は身近にあるんだよ。「なぜ危険なのか」を理解して、事故に遭わない、起こさないリスクマネージメントが大切。

安心して自転車訪問ができるルールとマナーを身に付けようね。

先生のアドバイスをよく聞いてね

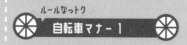
# まずは、乗る前自転車点検！

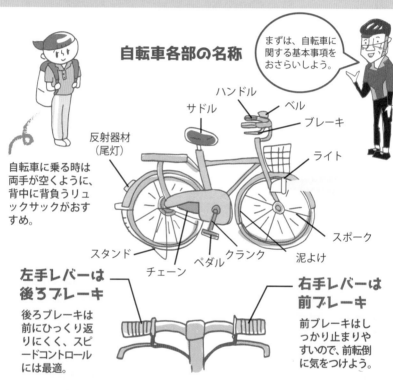

まずは、自転車に関する基本事項をおさらいしよう。

## 自転車各部の名称

自転車に乗る時は両手が空くように、背中に背負うリュックサックがおすすめ。

- ハンドル
- サドル
- ベル
- ブレーキ
- 反射器材（尾灯）
- ライト
- スポーク
- スタンド
- チェーン
- ペダル
- クランク
- 泥よけ

### 左手レバーは後ろブレーキ

後ろブレーキは前にひっくり返りにくく、スピードコントロールには最適。

### 右手レバーは前ブレーキ

前ブレーキはしっかり止まりやすいので、前転倒に気をつけよう。

## ● ブレーキのかけかた ●

止まる位置に近づいたら、まず後ろブレーキを利かせてスピードを下げ、止まる位置に来たら前後のブレーキを同時にかけるとよい。

※一般的な標準（JIS・SG規格）では、右レバーで前輪、左レバーで後輪（右前左後）ですが、市場には逆（左前右後）のものも存在します。

# ● カンタン自転車点検 ●

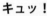 Check!

## 前ブレーキ

自転車を押し歩きしながら、右手レバーを
ギュッと握りしめて前ブレーキをかけた時
に、前輪がしっかり止まって後輪が地面か
ら少し持ち上がるかチェック。

キュッ！

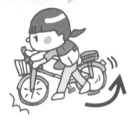

## 後ブレーキ

自転車を押し歩きしながら、左手レバーを
ギュッと握りしめて後ろブレーキをかけ
た時に、後輪が止まったまま地面をタイ
ヤが滑るかチェック。

キュッ！

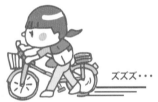

ズズズ・・・

## ハンドルのゆるみ

前輪を両足で挟み固定しながら、両手で
ハンドルを握って強く左右に切ったとき
（動かしたとき）に、ハンドルだけが動く
ようであれば、ハンドル付け根の固定ネ
ジが緩んでいます。

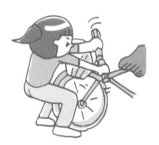

## タイヤの空気圧

タイヤの空気圧が足りないとパンクの原因
になったり、曲がるときにコントロールし
にくくなり、タイヤの消耗も早くなります。

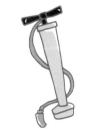

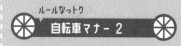
# おぼえておこう！ 自転車点検合言葉

おぼえておこう！
自転車点検合言葉

「ぶたはしゃべる」
「はらぶったべさ」

| ぶ | ブレーキの利き |
| た | タイヤの空気圧 |
| は | 反射器材やライトの有無 |
| しゃ | 車体（ハンドル・サドル・ペダル）のがたつき |
| べる | ベルが鳴るか |

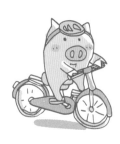

| は | ハンドル | （しっかり固定されていますか？） |
| ら | ライト | （点灯しますか？） |
| ぶ | ブレーキ | （前後輪とも利きますか？） |
| た | タイヤ | （空気圧は適性ですか？） |
| べ | ベル | （鳴りますか？） |
| さ | サドル | （しっかり固定されていますか？） |

## ●おしえて！藤本先生●

人と同じように定期的な健康診断（人間ドッグ）が
必要。普段から自転車から聞こえる音に注目すると
故障など、異常を早期発見できるんだよ。

# 知っトクコラム①

## 自転車選びはお店選びから

　自転車はクルマと同じように人の命をのせる乗り物です。自転車選びはお店選びからはじめましょう。通販や一部のホームセンターなどで購入すると価格が安い分、アフターサービスが手薄なこともあります。短期間の使い捨てではなく、1台の自転車を長く大切に愛用するためには、将来のメンテナンスも考えて、自転車に詳しく信頼のおけるお店から購入することをおすすめします。そして、購入店で年に一度は技術のある店員に点検を受けましょう。

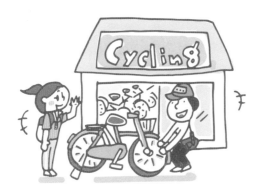

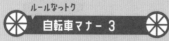
# 自転車は道路の左側、右側、
# どっちを走る？

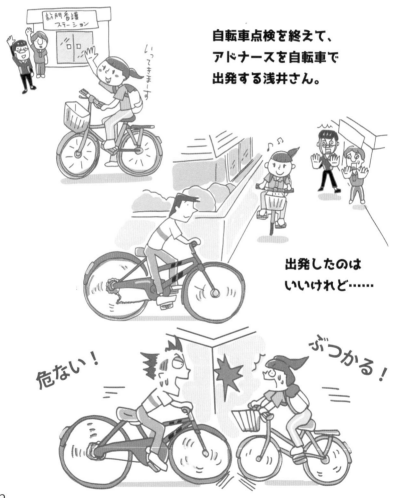

自転車点検を終えて、
アドナースを自転車で
出発する浅井さん。

出発したのは
いいけれど……

危ない！

ぶつかる！

12

検証してみよう

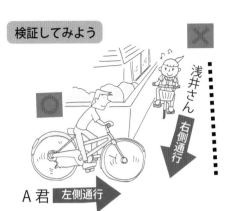

浅井さん

右側通行

A君 左側通行

A君は道路の左側通行だけど
浅井さんは道路の右側通行だ。

右側通行はダメダメ

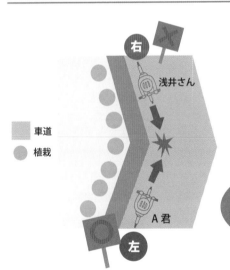

右

浅井さん

車道

植栽

A君

左

## 自転車は左側通行

右側通行は逆走となり、
危険なため禁止されてい
ます。

右側通行の危険は他にも
あるんだよ。P30で詳し
く取り上げよう。

## ●おしえて！藤本先生●

自転車は、道路（車道）の左側通行。危険
な右側通行（逆走）はやめよう。

13

# 自転車はクルマの仲間？
# 歩行者の仲間？

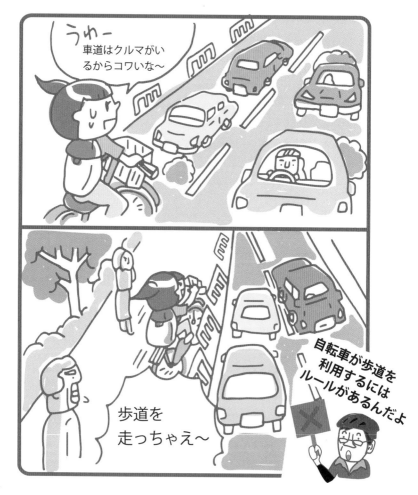

14

# 自転車はクルマの仲間です！

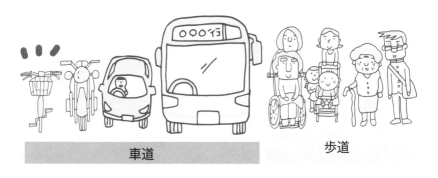

車道　　　　　　　　　　　歩道

自転車は、道路交通法上は軽車両という名の車両。
クルマの仲間なんだよ。

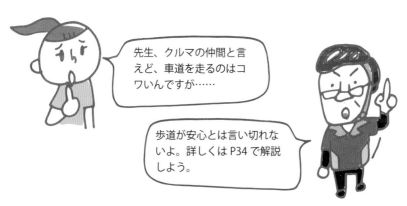

先生、クルマの仲間と言えど、車道を走るのはコワいんですが……

歩道が安心とは言い切れないよ。詳しくは P34 で解説しよう。

## ●おしえて！藤本先生●

車道は危ないと思っている人が多いけれど、ドライバーの目線では、同じ道路の左側を同方向に走行する自転車は見えているから、認識しやすいんだよ。

# 自転車はどこを走る？

## 自転車は車道が原則、歩道は例外。

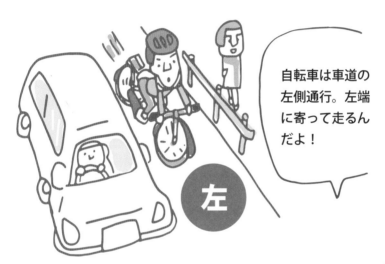

自転車は車道の左側通行。左端に寄って走るんだよ！

### 矢羽根マークってなに？

道路に矢羽根マークを「描いて示す」ことで、クルマのドライバーをはじめ道路利用者が、ここをこの方向に自転車が通るということを見てわかるようにしています。矢羽根マークの矢印の向きに沿って、車道の左側を走行します。

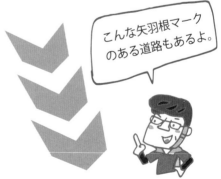

こんな矢羽根マークのある道路もあるよ。

16

# 自転車が走る場所はどこ？

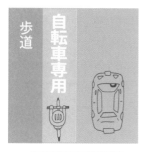

自転車専用通行帯
（レーン）

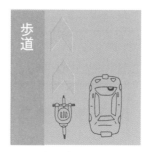

矢羽根マーク
のあるところ

## では、歩道は誰のためのもの？

自転車は、あくまでも歩道を「通らせてもらっている」立場ね！

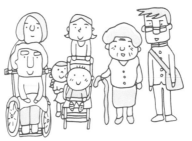

歩行者優先！

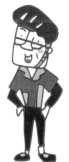

●おしえて！藤本先生●

自転車は基本的には車道通行が原則だけど、
歩道通行できる三つの例外があるよ。

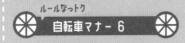

# 歩道はだれのためのもの？①

## 自転車が歩道通行できる三つの例外

### ①道路標識

「普通自転車の歩道通行可」標識があれば、歩道を通行することができる。

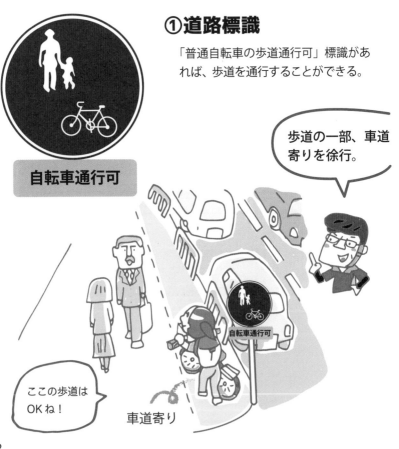

自転車通行可

歩道の一部、車道寄りを徐行。

自転車通行可

ここの歩道はOKね！

車道寄り

## 徐行とは？

# 時速 7.5km 程度

（気がついたら止まれるスピード）

ちなみに……
歩く：4km
ジョギング：6〜7km

徐行

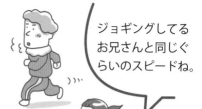

ジョギングしてる
お兄さんと同じぐ
らいのスピードね。

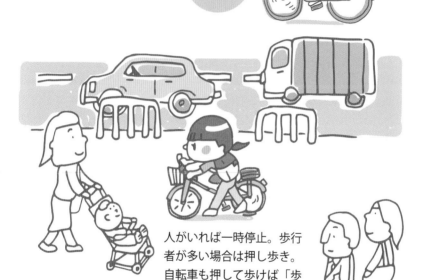

人がいれば一時停止。歩行
者が多い場合は押し歩き。
自転車も押して歩けば「歩
行者」になるんだよ。

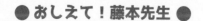

●おしえて！藤本先生●

歩道は歩行者優先が基本。歩道を自転車で
通行するときは車道寄りを徐行しよう。

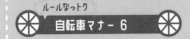

# 歩道はだれのためのもの？②

## ②年齢

13 歳未満と 70 歳以上

私たちは歩道の
車道寄りを徐行
しましょ。

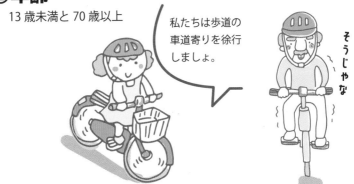

そうじゃな

## ③危険と判断した場合

道路工事中や駐停車車両、交通量が多いなど
車道を安全に通行できない場合

歩道を通る時は、
「車道寄りを徐行」
のルールは忘れずに!

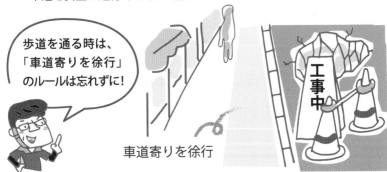

工事中

車道寄りを徐行

## 自転車ベルは何のためにある？

自転車は、公道ではベル（警音器）を取り付ける義務があります。使用するのは「警笛鳴らせ標識」がある場合と、危険回避のためやむを得ない場合のみ。基本的に人を退かせる目的で使用するためのものではありません。歩道などで追い抜く時は「通ります」などの声かけが有効です。あくまでも歩道では、「歩行者優先」を心がけましょう。

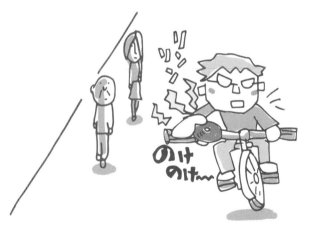

のけのけ〜

こんな行為は危険です！

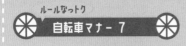

ルールなっトク
## 自転車マナー 7

# その運転、交通違反です！

## 自転車走行ルールを守ろう

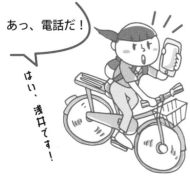

あっ、電話だ！

はい、浅口です！

車道を走って、訪問先に
向かっていた浅井さんの
携帯電話が……

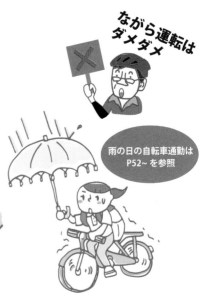

ながら運転は
ダメダメ

雨の日の自転車通勤は
P52～ を参照

**❌ 携帯電話を使用しながら**
電話やメール操作をしながらの
よそ見運転は危険

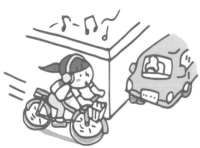

**❌ ヘッドホン・イヤホンで
音楽を聴きながら**
大音量で音楽などを聴きながらの
運転は周囲の音が聞こえず危険

**❌ 傘をさしながら**
視野を妨げ、バランスを失
う恐れのある運転は危険
（雨の日はレインウエアを使用）

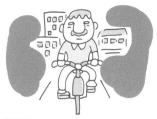

**❌ 無灯火運転**
暗くなってきたらライトを点灯

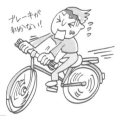

**❌ 整備不良**
ブレーキが利かない自転車
は運転禁止

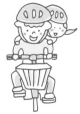

**❌ 二人乗り**
子どもを乗せられる例外条件や、二人乗り用
として作られた自転車を除き、二人乗りは禁止

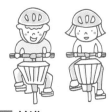

**❌ 並進**
車道で二列になっての運
転は禁止

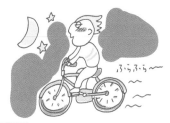

**❌ 飲酒運転**
飲んだら乗るな。自転車は
クルマの仲間

**「違反？」かどうかで迷ったら……**

自転車に乗っている時、今何が大切
なのかを考えてみよう。自転車はク
ルマの仲間なので、法律により、運
転中は安全に運転することが求めら
れるんだよ。（安全運転義務違反）

● **おしえて！藤本先生** ●

自分と周囲の人の命を守るため、事故に
つながる危険な行為はやめよう。

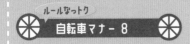

ルールなっとく
自転車マナー 8

# ルール違反を繰り返したら？

## 知ってる？ 自転車運転者講習制度

違反を繰り返して、警察から赤切符を切られると、講習を受けなければいけないことを知っていますか？

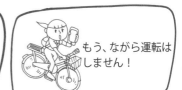

もう、ながら運転はしません！

知らなかったデス

例えば、携帯電話を使用しながらの運転は、安全運転を優先させなかったという「安全運転義務違反」になるんだよ。

### 自転車運転者講習

信号無視や一時不停止など、政令で定める15項目の危険な違反行為を、3年以内に2回以上行った悪質自転車運転者は、「自転車運転者講習」を受講しなければなりません。

**14歳**
以上が対象

**受講命令に従わなかった場合→5万円以下の罰金**

**講習を受けるのにも費用が必要**　　**受講命令**

講習時間：3時間
講習手数料：6000円

## 受講義務の対象となる危険行為 **15** 項目

① 信号無視②通行禁止違反③歩行者用道路における車両の義務違反（徐行違反）④通行区分違反⑤路側帯通行時の歩行者の通行妨害⑥遮断踏切立入り⑦交差点での優先道路通行車妨害など⑧交差点右折時の通行妨害など⑨環状交差点での安全進行義務違反など⑩一時停止違反⑪歩道通行時の通行方法違反⑫制動装置（ブレーキ）不良自転車運転⑬酒酔い運転⑭安全運転義務違反⑮妨害運転

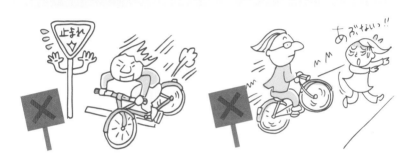

## ✳ 自転車安全利用 5 則 ✳

**1** 自転車は、車道が原則、歩道は例外

**2** 車道は左側を通行

**3** 歩道は歩行者優先で、車道寄りを徐行

**4** 安全ルールを守る

　・飲酒運転、二人乗り、並進の禁止
　・夜間はライトを点灯
　・交差点での信号遵守と一時停止・安全確認

**5** 子どもはヘルメットを着用

基本ですね！

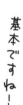

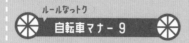
# 事故は身近にある！ 三つの危険

## 事故はどこで起きているの？

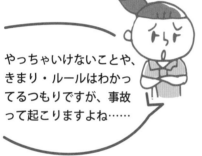

やっちゃいけないことや、
きまり・ルールはわかっ
てるつもりですが、事故
って起こりますよね……

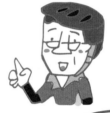

事故に遭うの
には、共通点が
あるんですよ。

### 自転車の交通事故のほとんどは交差点で起きている

追突
その他
18%

右左折
28%

出会い頭
55%

**交差点**

出会い頭　　55%
右左折　　　28%

約8割は
交差点！

※出典：警視庁交通局『令和2年における交通事故の発生状況等について』令和3年2月18日
https://www.npa.go.jp/publications/statistics/koutsuu/jiko/R02bunseki.pdf（2021-07-05）

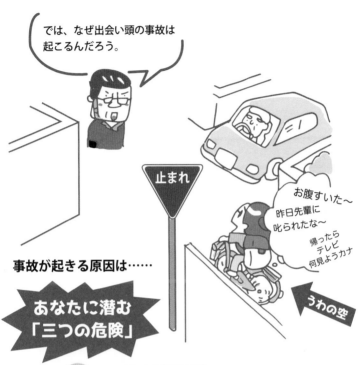

では、なぜ出会い頭の事故は起こるんだろう。

止まれ

お腹すいた～

昨日先輩に叱られたな～

帰ったらテレビ何見ようカナ

うわの空

事故が起きる原因は……

## あなたに潜む「三つの危険」

**1** 「ながら運転」

**2** 気のゆるみ

**3** 遅刻などの焦り

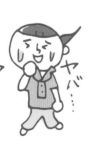

いつも危険が潜んでます－

ヤバ…

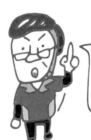

それと、

**危険予測**
（もしかしたら……）

することが大事なんだ。

27

# こんな事故が起きています
## ～見通しの悪い交差点編～

## 見通しの悪い交差点は危ない

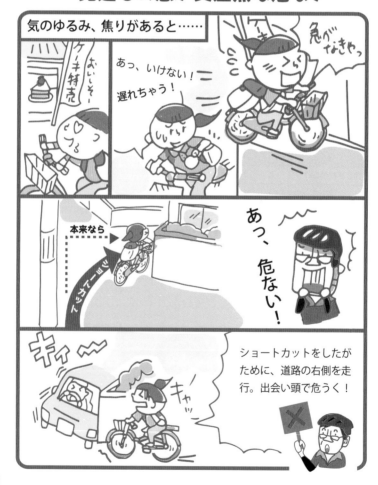

気のゆるみ、焦りがあると……

ケーキ特売
おいしそ～

あっ、いけない！
遅れちゃう！

急がなきゃっ

本来なら

ショートカットで

あっ、危ない！

キィ～

キャッ

ショートカットをしたがために、道路の右側を走行。出会い頭で危うく！

ドライバーから見える視界の  は、クルマが自転車に衝突するまでの距離、言い換えれば衝突するまでの時間を表しているんだ。

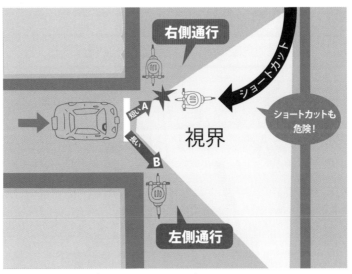

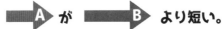

**A** が **B** より短い。

**ブレーキを踏んでも、短い時間でぶつかってしまう。**

**だから右側通行は危ない。**

## ●おしえて！藤本先生●

見通しが悪く信号のない交差点で、出会い頭の事故が発生するケースが多いんだよ。

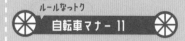

# こんな事故が起きています
### ～右側通行の危険編～

## どうして右側通行は危険なの？

この図を見て危険なのは、右側通行、左側通行どっち？

左側通行

右側通行

車道の右側を走行すると、クルマが
正面から来てコワいし、やっぱり
右側通行が危険かな。

？

そうですね

30

# 右側通行（逆走）は危険なことがいっぱい

正面衝突

駐停車しているクルマを
避けるとき、横から来た
クルマに衝突

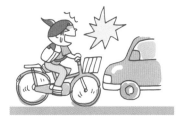

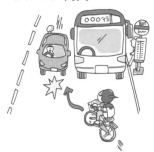

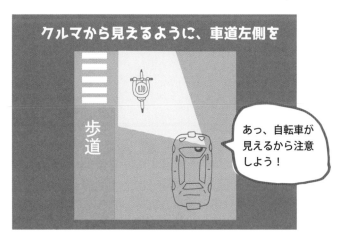

クルマから見えるように、車道左側を

歩道

あっ、自転車が
見えるから注意
しよう！

●おしえて！藤本先生●

車道の左側を、クルマのドライバーから見え
るように走ろう。

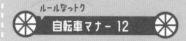

# こんな事故が起きています

### ～見通しの良い交差点編～

## 見通しの良い大型交差点は安全か？

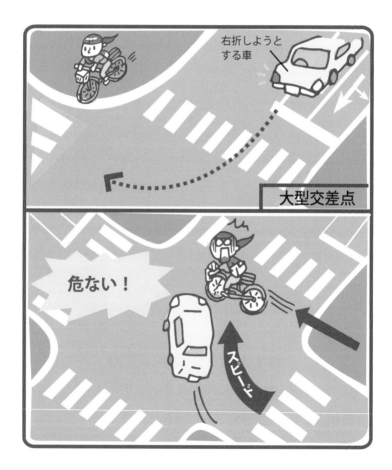

## 検証してみよう 【見通しの良い交差点で事故が起こる一例】

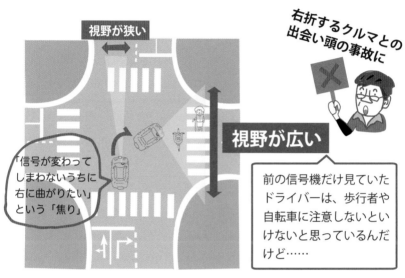

右折するクルマとの出会い頭の事故に

視野が狭い

「信号が変わってしまわないうちに右に曲がりたい」という「焦り」

視野が広い

前の信号機だけ見ていたドライバーは、歩行者や自転車に注意しないといけないと思っているんだけど……

**右折時、ドライバーの視野が急に広くなって横断中の自転車が見えにくい**

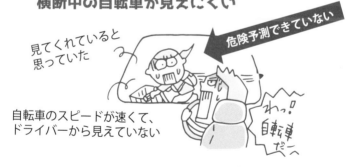

危険予測できていない

見てくれていると思っていた

自転車のスピードが速くて、ドライバーから見えていない

わっ！自転車だー

### ●おしえて！藤本先生●

ドライバーが見てくれていると思ったら大間違い。ドライバーは、あなたに気づいていないのだ。

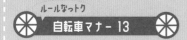
# こんな事故が起きています
## ～歩道は安全か？編～

## 自転車で歩道を通るのと車道を走るのは、どちらが安全だろう？

### 【自転車が歩道から交差点に進入する場合】

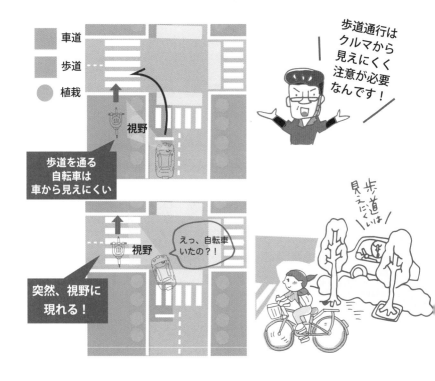

車道

歩道

植栽

視野

歩道を通る
自転車は
車から見えにくい

歩道通行は
クルマから
見えにくく
注意が必要
なんです！

視野

えっ、自転車
いたの？！

突然、視野に
現れる！

歩道は
見えにくいよ

## 【自転車が車道から交差点に進入する場合】

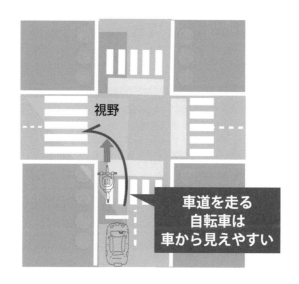

視野

車道を走る
自転車は
車から見えやすい

## 車道通行の方が歩道通行より見えやすい

「歩道」だから安心して通っていませんか？

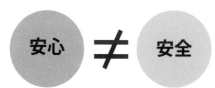

安心 ≠ 安全

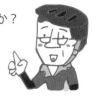

● おしえて！藤本先生 ●

「安心」と「安全」はイコールではないことを
よく覚えておこう。

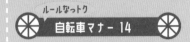
# 訪問看護道中に起こる事故例

## 訪問看護師による自転車事故の例

・交差点で角から出てきた自転車と出会い頭衝突。
・車道から歩道へ上がる際、段差につまづいて転倒。
・スマホを見ながら運転している自転車にぶつかった。
・直進すると思っていた車が、急に指示器を出し左折したため、
　気づくのが遅くなり衝突。
・道路上に猫が飛び出してきて転倒。
・利用者宅横の歩道に駐輪してケアを提供中、風で自転車が倒れ、
　歩行者がケガをした。
・自転車のかごに荷物を入れたまま駐輪していたら、盗まれた。
・雨天時に濡れた路面やマンホール上、路面電車の線路でタイヤ
　が滑り転倒。

※出典：①「訪問時の交通安全対策」
　　　　　『訪問看護と介護』. 2018年2月号（23巻2号）. p95
　　　　②アドナーススタッフ75名によるアンケート結果より

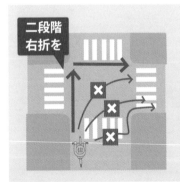

二段階
右折を

## 交差点では二段階右折を

クルマは、右折するとき道路の中央に寄って
（一度で）曲がりますが、自転車は信号機の
有無に関わらず、交差点の左側に沿って二回
に分けて右折します。クルマのように、一度で
交差点を斜めに横切っての右折はしないよう
にしましょう。

# 知って得する コラム 3

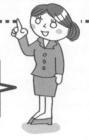

接遇マナーコンサルタント田中賀鶴代先生。
茶人の立場から訪問看護師向けに、接遇に
着目した自転車マナーを解説。

## 和敬清寂 (わけいせいじゃく)

看護こそがまさに「ホスピタリティ」（おもてなし接
遇マナー）です。おもてなし接遇マナーの代表と言
われている茶道を通じて、訪問先への自転車マナー
を学んでいきましょう。

茶道を大成した、千利休（せんのりきゅう）大居士
の唱えた「和敬清寂」は、おもてなしや仕事に対す
る心得を表す言葉として広く知られています。

「和敬清寂」

- **和** お互い同志が仲良くすること
- **敬** 尊敬の敬で、お互い同志が敬い合い、自らを慎
  むこと
- **清** 見た目だけでなく、心の清らかさのこと
- **寂** どんな時にも動じない心のこと

遅刻や自転車事故などが起こった時にも「焦りは禁
物」。動じずに落ち着いた対応をしたいものですね。

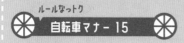
# 交通コミュニケーションが身を守る①

## 交通事故に遭わないためには どうすればいいの？

**自転車が路上駐車しているクルマを避けて通るときは……**

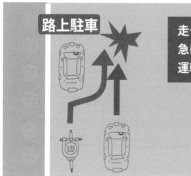

路上駐車

走ってくるクルマを確認せず、急に進路変更して進むと妨害運転行為者に！

後方から来るクルマの進行を妨げてしまい、危険だね。

**クルマが路上駐車しているクルマを避けて通るときは……**

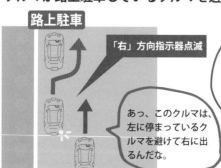

路上駐車

「右」方向指示器点滅

あっ、このクルマは、左に停まっているクルマを避けて右に出るんだな。

右にウインカーを出して方向指示器点滅＝意思表示「クルマを避けて、右に出るんだな」と後続車に知らせている。

# 自転車も意思表示
## ＝交通コミュニケーションをしよう！

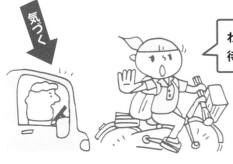

わたし、行くから
待ってね

振り向いて合図・アイコンタクト
などで、ドライバーに気づいても
らう意思表示を。

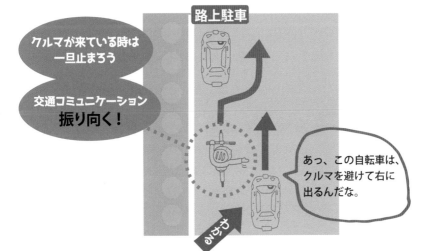

路上駐車

クルマが来ている時は
一旦止まろう

交通コミュニケーション
振り向く！

あっ、この自転車は、
クルマを避けて右に
出るんだな。

## ● おしえて！藤本先生 ●

自分は「行く」のか「待つ」のか、周囲に
知らせる＝交通コミュニケーションを。

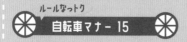

# 交通コミュニケーションが身を守る②

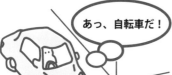

あっ、自転車だ！

## 夜間走行する場合は……

## ライトを点灯

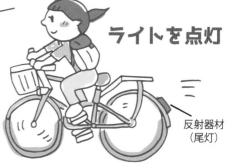

反射器材
（尾灯）

**ライト点灯** ＝**交通コミュニケーションの道具**

① 道を照らす

② 自分の存在を知らせる

（前は「白色」点灯状態、点滅のみは不可）

### 反射器材（尾灯）の取り付けもコミュニケーションの一つ

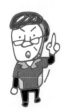

暗いところを走る時、自転車は橙色または赤色の「反射器材」や、「尾灯」の取り付けが義務になっています。

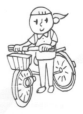

40

# 夜間にクルマから見える距離は？

## 【服装による見え方の違いの例】

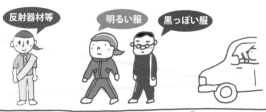

反射器材等　明るい服　黒っぽい服

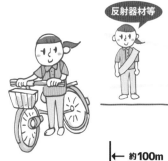

←約30m→

←約50m→

←約100m→

夜は目立つ
工夫を！

反射器材等を付けている自転車は
約100m 以上離れていても見える。

# クルマのドライバーに行動を知らせるハンドサインも
# 交通コミュニケーション

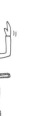

左折　　　　　　　　　　　右折　　　　　　停止

## ● おしえて！藤本先生 ●

交通コミュニケーション＝ハンドサインやドラ
イバーの目を見るアイコンタクトが身を守る。

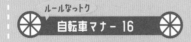

# 自転車も加害者に ?!

近年、交通事故の加害者となった自転車利用者に対して、
高額賠償を命じる判決が出るケースが続出しています。

## 自転車事故の事例

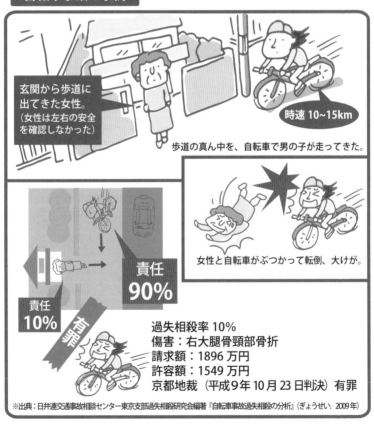

玄関から歩道に
出てきた女性。
（女性は左右の安全
を確認しなかった）

時速 10~15km

歩道の真ん中を、自転車で男の子が走ってきた。

女性と自転車がぶつかって転倒、大けが。

責任
90%

責任
10%

過失相殺率 10%
傷害：右大腿骨頸部骨折
請求額：1896 万円
許容額：1549 万円
京都地裁（平成 9 年 10 月 23 日判決）有罪

※出典：日弁連交通事故相談センター東京支部過失相殺研究会編著『自転車事故過失相殺の分析』（ぎょうせい、2009 年）

**判決理由**

■自転車で歩道上を走行する場合には、車道寄りの部分を徐行しなければならない。
■歩行者の通行を妨げるときは一時停止する義務がある。（道路交通法 63 条の４）
■規則を遵守していれば、歩行者との接触事故は発生していない。

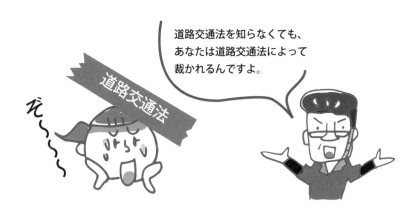

道路交通法を知らなくても、
あなたは道路交通法によって
裁かれるんですよ。

道路交通法

え〜〜〜

[ その他、近年の高額賠償事例 ]
9520 万円　神戸地裁　平成 25 年 7 月 4 日判決
9266 万円　東京地裁　平成 20 年 6 月 5 日判決
6779 万円　東京地裁　平成 15 年 9 月 30 日判決

※出典：兵庫県企画県民部地域安全課交通安全室『自転車ハンドブック』(2015 年)

● おしえて！藤本先生 ●

「私に限って自転車事故とかあり得ない」と
いう考え方があり得ません。

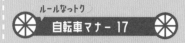

# 自転車保険に加入しましょう

自治体の条例等により、自転車利用者には自転車損害賠償保険への加入が義務化されているところもあります。

## 個人賠償責任保険

### 自転車向け保険
自転車事故に
備えた保険

### 自動車保険の特約
自動車保険の
特約で
付帯した保険

### 火災保険の特約
火災保険の
特約で
付帯した保険

### 傷害保険の特約
傷害保険の
特約で
付帯した保険

## 共済
全労済
市民共済
など

## 団体保険

### 会社等の団体保険
職場や団体の
構成員
対象の保険

### PTA の保険
PTA や学校が
窓口となる保険

### TSマーク付帯保険
自転車の
車体に
付帯した保険
※p45 を参照

本人が知らないうちに
加入しているケースも
あるので、確認してね。

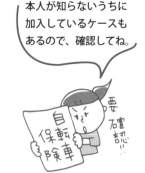

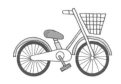

## TS マークって何？

自転車安全整備店で点検・整備を受けると、TS マーク（賠償責任保険と傷害保険がセットになった一年間の付帯保険）が貼付されます。TS は Traffic Safety（交通安全の意）の略称で、「青色マーク（第一種）」と「赤色マーク（第二種）」があり、補償内容は赤色の方が手厚くなっています。年に一度は更新が必要なこともあるので、詳しくは確認を。
（公益財団法人　日本交通管理技術協会）

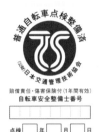

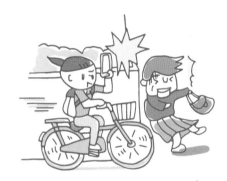

示談交渉付き自転車賠償保険はメリット大。保険会社によっては、「示談交渉サービス（示談代行サービス）」が付いている保険があります。示談を行うにあたり、必要な交渉を自転車事故の加害者の代わりに行ってくれるサービスで、直接相手と示談交渉を行うことが難しい場合に便利なサービスです。

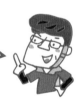

### ●おしえて！藤本先生●

「もしも」の場合に備えて、自転車保険への加入は必須です。自分が加入している保険の確認を。

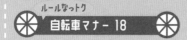

# 命を守るヘルメット

## どうしてヘルメットをかぶるの？

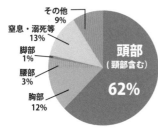

その他
9%

窒息・溺死等
13%

脚部
1%

腰部
3%

胸部
12%

頭部
（頸部含む）
62%

※出典：警視庁交通局『令和2年における交通事故の発生状況等について』令和3年2月18日
https://www.npa.go.jp/publications/statistics/koutsuu/jiko/R02bunseki.pdf（2021-07-05）

**自転車事故で死亡した人の
約6割以上が、頭部に致命傷
を負っている！**

ヘルメットをかぶることで、
頭部のけがを軽減すること
ができます。

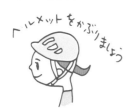

ヘルメットをかぶりましょう

13歳未満の子どものヘルメット着用は
保護者の義務ですが、大人も自分を守
ることができる道具として着用するこ
とが望ましいですね。

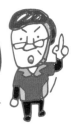

## ヘルメット選び

ヘルメットは、メーカーにより種類・色・型・
サイズがさまざま。街中で着用しやすいおしゃ
れなデザインも増えています。ヘルメットをか
ぶると、クルマなどからの視認性もアップ。
安全性と通気性に優れたヘルメットがおすす
めですが、頭のサイズにあったものを選び、着
用するときは、あご紐をきちんと締めましょう。

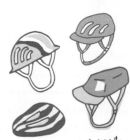

カラーやデザインも
さまざま

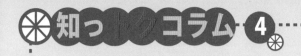

# 知っトクコラム 4

## 訪問看護道中に事故を起こしたら

万が一の交通事故発生時の具体的な対応手順を、
マニュアルとして作成、共有しておくことも大切。

**手順一例**

| | |
|---|---|
| **安全確保** | まずは、落ち着いて被害者の安全確保をする。 |
| **身体救護** | 被害者の身体確認や救護を行い、必要があれば救急車の要請をする。 |
| **警察への通報** | 加害者からの報告は義務だが、被害者が届け出ることも必要。<br>(ケガを負った場合は「人身扱い」の届出が重要) |
| **状況保存** | 事故直後の記憶が鮮明なうちに、現場の見取り図や事故の経過、写真などの記録を保存しておく。 |
| **目撃者を確保** | 通行人など、交通事故の第三者として目撃者がいれば、証人になってもらうよう連絡先を聞く。 |
| **管理者がサポート** | 次の利用者宅への訪問の遅延などに関する連絡は、担当看護師だけでなく、管理者や事務職がサポートし、必要があれば事故現場へ出向き対応する。 |
| **保険会社に連絡** | 保険会社に連絡して、その後の対処を依頼する。 |

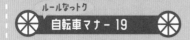
# 自転車はどこに停める？

## 訪問先に着いたら……

駐輪場所を尋ねましょう。

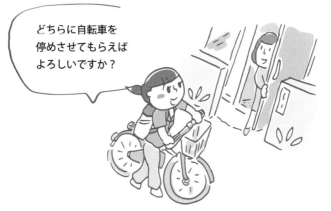

> どちらに自転車を
> 停めさせてもらえば
> よろしいですか？

### 迷惑駐輪はやめよう！

適当な駐輪場所がないからと、
路上に自転車を放置するのはや
めましょう。特に、点字ブロックの
上や、歩行者の通行の妨げになる
場所への放置、街の景観を損なう
迷惑駐輪をしてはいけません。

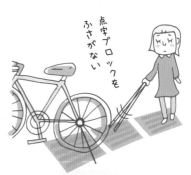

**迷惑な放置自転車**

# 盗難被害にも気をつけて

自分の大切な自転車が盗難に遭わないための予防策を紹介

## さまざまな鍵の種類

ワイヤー

U字

チェーン

### 地球ロック

自転車ラックや鉄柵など、地面
に固定されているものにチェー
ンロックなどをひっかける方法。

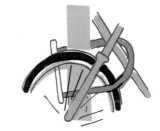

### ダブル（二重）ロック

U字ロックとワイヤーロックな
ど、いくつかのカギを組み合わ
せる方法。

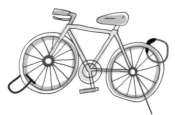

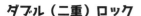

## ●おしえて！藤本先生●

簡単には盗めない、盗むのは時間がかかって
面倒だな、と思わせることが重要。

49

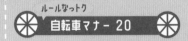

**ルールなっトク**

## 自転車マナー 20

# 訪問先での身だしなみ

## 身だしなみをチェック

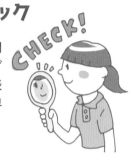

自転車を利用して訪問先に着いたら、玄関の手前で身だしなみを整えることを忘れずに。身だしなみはプロとしての信頼度を表現します。ヘアスタイル、服装などを手早くチェックして。

- ☐ 着衣に汚れやシミがない
- ☐ 名札は名前が見えるように付いている
- ☐ 髪は自然な髪の色ですっきりまとめている
- ☐ 手や爪は清潔に保っている
- ☐ イヤリング、指輪などのアクセサリーは外している
- ☐ 靴は動きやすいもので汚れていない
- ☐ 靴下は派手なものでなく汚れていない
- ☐ 香水、コロンや、臭いの強い整髪料はつけていない

## 訪問前にチェックしましょう！

50

# 訪問看護師にふさわしい
# 身だしなみの基本

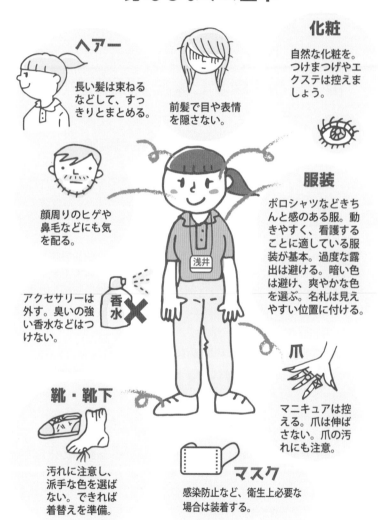

**ヘアー**

長い髪は束ねるなどして、すっきりとまとめる。

前髪で目や表情を隠さない。

**化粧**

自然な化粧を。つけまつげやエクステは控えましょう。

顔周りのヒゲや鼻毛などにも気を配る。

**服装**

ポロシャツなどきちんと感のある服。動きやすく、看護することに適している服装が基本。過度な露出は避ける。暗い色は避け、爽やかな色を選ぶ。名札は見えやすい位置に付ける。

アクセサリーは外す。臭いの強い香水などはつけない。

香水

**爪**

マニキュアは控える。爪は伸ばさない。爪の汚れにも注意。

**靴・靴下**

汚れに注意し、派手な色を選ばない。できれば着替えを準備。

**マスク**

感染防止など、衛生上必要な場合は装着する。

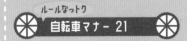
# 雨の日はどうする？

## 雨の日の「傘さし運転」は禁止です

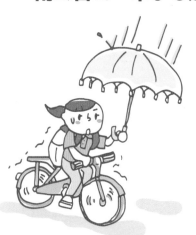

### 傘さし運転禁止

雨の日に傘をさしながら運転するのは危険なのでやめましょう。片手で運転すると、安定感が損なわれ転倒したり、視界が悪くなったり、風であおられたりすることも。安全面も考慮したレインウエアを着用しましょう。

### 雨の日、傘を固定する傘スタンドは利用していいの？

関西では特に多く見かける、自転車のハンドルに傘を固定する傘スタンドが付いたグッズ。一見両手が自由になり、便利なようだが、傘の先で歩行者にケガをさせたり、視界も悪くなるのでおすすめはできない。やはり雨の日はレインウエアを着て運転を。

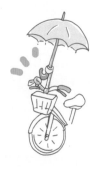

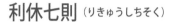

# 利休七則（りきゅうしちそく）

千利休（せんのりきゅう）大居士は、ある弟子から「茶の湯とはどんなものですか」とたずねられた時、「利休七則」というおもてなし接遇マナーの七つの心得を説きました。弟子が「それくらいのことなら私もよく知っています」と答えたところ、千利休大居士は「もしそれを完璧にできたなら、私はあなたの弟子になりますよ」と言われたそうです。つまり、当たり前と簡単に思っていることでも、それを十分に理解し行動に移すのは難しいということですね。

ここでは、その七則の一つ「降（ふ）らずとも雨の用意」—やわらかい心を持つ—をご紹介しましょう。雨をたとえに「どんなときも臨機応変に対応できる心の準備と、いつも実際の用意をすることが大切」と説いています。晴れていても、レインウエアなど雨具の準備をしておくと安心ですね。さらにきれいな靴下も用意しておくと便利です。それに履き替えれば、訪問先のお宅を汚すことがなく、利用者さんやそのご家族を大切にしている気持ちが伝わります。

# 雨の日の工夫

## 雨の日はグッズで工夫しよう

視界が悪く、不快に感じてしまう雨の日の自転車利用を、
少しでも快適にするための雨の日グッズをご紹介。
万が一に備えて、レインウエアを用意して。

### レインウエア

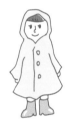

**ポンチョタイプ**

手軽さが魅力。ゆとり
のあるサイズ感なので、
荷物を背負ったまま着
用できる。

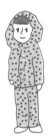

**セパレートタイプ**

ジャケットとパンツが
セットのレインウエア。
上下が分かれているの
で動きやすい。

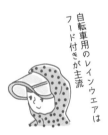

自転車用のレインウエアは
フード付きが主流

**レインバイザー**

透明なフードで視界
を十分に確保できる。

**レインウエアの裾に注意**

自転車のチェーンやギア
などに引っ掛けたり、
車輪に巻き込んだりする
危険があるよ。裾付近は
要注意。

巻き込み注意

54

## コートやレインウエアの置き場に困ったら？

訪問先によってルールが違うので、その都度確認しましょう。濡れたレインウエアなどは、中表にし、持参したビニール袋に入れ、レインカバーをかけて荷物かごへ入れるか、玄関外に置かせていただくなどし、室内を濡らさないように心がけましょう。

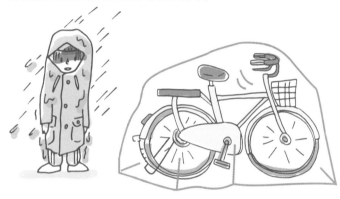

**中表にして、レインカバーをかけ荷物かごへ
入れるなど、レイングッズの保管に工夫を。**

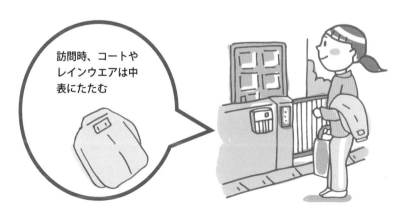

訪問時、コートや
レインウエアは中
表にたたむ

# 電動アシスト自転車の注意点

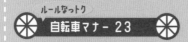

## 坂道ラクラク自転車ですが……

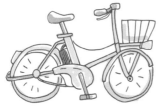

電動自転車は、軽い力でこげるので楽ではありますが、歩道では歩行者優先でルールを守りましょう。

**✕ ケンケン乗り**
立ちこぎや、ケンケン乗りはバランスを崩すので危険

**○ 車体は自分の側へ傾けて**
車体が重いので、押し歩きは自分の側へ車体を傾けて

### ●おしえて！藤本先生●

**合言葉「3つの左」**

自転車は……　①左側から乗車して
　　　　　　　②車道の左側を通行し
　　　　　　　③自転車の左側に降りる

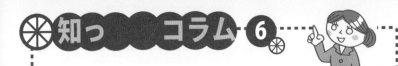

# 知ってトクコラム 6

## 帰一 (きいつ)

### ～どうぞ無事に帰ってきてくださいね～

「帰一」という茶道に使われる禅語があります。
禅語とは生きていくため、仕事をするためのヒントです。

「帰一」 別々の事柄が同一のものに帰着すること。幾つか違ったものが結局は一つのものになること。一つの真理に帰一する。「真理はひとつ」。

皆さんが学ばれることはきっと表現方法は違っても、おもてなしの意味「利用者さんに対して真心をもって、訪問看護師としての仕事を成し遂げること。利用者さんやそのご家族のことを思う気持ち」は、「帰一」です。看護をしに行くみなさんにとって、訪問中事故やケガはしてはならないことです。昨今、コロナ禍で会いたい人になかなか会えない状況が続きましたが、「帰一」はまたこの本を通じて皆さんとお会いできたこと、「ひとつになってまた帰ってこれたね」という意味にも使えると思います。

「帰一」の気持ちで皆さんを訪問看護の仕事に送りだします。どうぞ無事に、気をつけてケガのないように帰ってきてくださいね。

## 浅井さん、おかえり自転車訪問

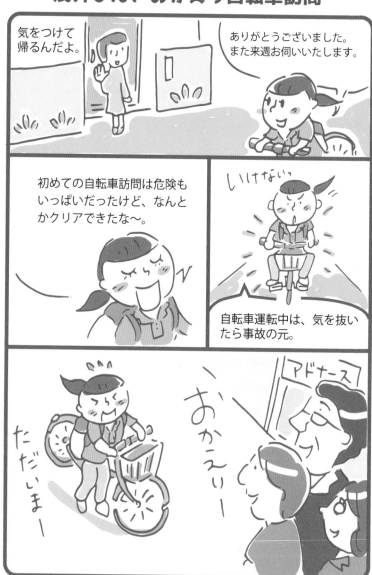

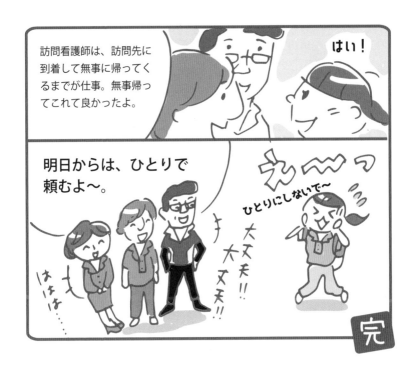

## ●おしえて！藤本先生●

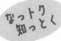

### 身を守る術ベスト3

①「事故は身近にある」ことを意識しよう。
②覚えておこう。「右側通行は危険」。
③交通ルール＋交通コミュニケーションで
　周囲への意思表示をしよう。

# おさらい 自転車マナー ○×クイズ ルールなっトク

## ○か✕、答えはどっち？

※答えは次のページ

**1** 自転車は、クルマの仲間。原則として車道を通行しなければならない。 ☐

**2** 自転車は車道の左側を通らなければならない。 ☐

**3** 自転車が歩道を通ってよい場合には、歩道の一部車道寄りを徐行。 ☐

**4** 13歳未満と70歳以上の人は、自転車で歩道のどこを通ってもよい。 ☐

**5** 自転車ベルは、歩道上で歩行者が自転車通行の邪魔になる時に鳴らしてよい。 ☐

**6** 進路変更する場合、振り向いて目で合図など、ドライバーに気づいてもらうコミュニケーションが大切。 ☐

**7** やむを得ないため、雨の日は傘をさして自転車に乗ってもよい。 ☐

**8** 夜間走行する場合、明るい服を着ていればドライバーから見えやすいので、ライトを点灯しなくてもよい。 ☐

**9** 自転車が車道を走る際に守るべき信号は、三灯式車両用信号である。 ☐

**10** 自転車の交通事故で相手にケガを負わせた場合、未成年者でも高額賠償金などの責任を負うことがある。 ☐

## 知ってるかな ✳ 道路交通標識 ✳

**車両通行止め**

車（自動車、原動機付自転車、軽車両）は通行できない。自転車は押し歩きは通行可。

**自転車通行止め**

自転車は通行禁止。但し、押し歩きは通行可。

**一時停止**

クルマや路面電車は、交差点の直前（停止線があるときはその直前）で一時停止しなければならない。

**自転車及び歩行者専用道路**

自転車と歩行者以外は通行できない道路。但し、自転車は歩道の車道寄りを通行。歩行者優先。

**一方通行**

自転車も逆行できない（自転車を除く補助標識がある場合を除く）。

**歩行者専用道路**

歩行者だけの通行のための道路。自転車は通行禁止。但し、押し歩きは通行可。

---

### 自転車マナー○×クイズの回答

①○歩道ではなく原則車道を通行②○左側通行を守る③○④✕歩道を通る時は「車道寄りを徐行」のルールを忘れずに！⑤✕自転車ベルは基本的に人を退かせる目的では使用せず、追い抜く時声かけを⑥○交通コミュニケーション＝意思表示が大切⑦✕傘さし運転は禁止⑧✕夜間のライト点灯は義務⑨○（例外：自転車横断帯では「自転車歩行者専用」二灯式信号に従うこと）⑩○

# おわりに

　ご好評をいただきました前作『訪問看護おもてなし接遇マナーハンドブック』に続いて、第二弾、自転車マナーに関するハンドブックを制作しました。

　訪問看護に対しての改善点を求めるアンケートを取ると、必ず上位に挙がってくる項目に、「時間通りに来ない」というものがあります。訪問看護では、「来週火曜日の午前10時にお伺いしますね」とあらかじめ約束しているので、利用者さんはその時間に備えて待っていてくださいます。しかし、交通事情や悪天候、前の利用者さんの体調が悪く訪問が延長してしまうなど、理由はさまざまですが、どうしても約束の時間に遅れそうな時があります。そんな時は気持ちが焦ってしまい、守るべき交通ルールを守れないことがあるかもしれません。事故はそんな時に起こるのです。

　「家に帰るまでが遠足です」。この定番の校長先生のスピーチは、遠足で浮かれ気分の生徒の気持ちを引き締めるのに絶大な効果があるそうです。訪問看護も、ステーションに帰るまでが訪問看護です（帰ってきてもいっぱいやることはあるのですが……）。待っていてくださる利用者さんに申し訳ない気持ちはわかりますが、そこで事故を起こしてしまっては、その後のさらに多くの利用者さんにご迷惑をおかけすることになってしまいます。普段から交通ルールを守るという意識を持って、安全第一に、そして楽しく街を走り回ってください。

鎌田智広

# 監修者あとがき

　この本で私がお伝えしたいことは、ズバリ！「自転車での事故を防ぐ術はコミュニケーションにある」ということです。事故には原因となる行動や相手が存在します。事故に至らないように、「自分の行動に対して、相手がどんな動きをしているのか」を知ることがとても重要です。もしかしたら……と互いに相手を意識し合う交通コミュニケーションが、事故を未然に防いでくれるのです。

　また、ルールやマナーを知識として知ってはいても、実際に行動に移せるかどうかは、損か得かで判断している部分があるのではないでしょうか。例えば、自転車安全利用5則「車道は左側を通行」に対して、本書では「右側通行は危ない」という間接的な説明をしています。これは「右側を通行すると事故に遭うリスクが高く、損をする」ということを知ってもらうことで、「左側を通行すれば、事故から身を守れ、得をする」ということを伝えるためです。こうして知識を深め得心することで、正しい習慣が身に付きます。サブタイトルを「知ってトクする」とした理由はそこにあります。

　私がこれまで多くの中学校・高校の授業で伝えてきた、「どこが危険なのか、何が危ないのか、どのようにすれば事故に遭わないのか」という内容を、余すところなく本書にも取り入れました。読者の皆さんにとって何かの気づきになれば幸いです。

藤本典昭

## 訪問看護自転車マナーハンドブック製作委員会　編

### 発行：鎌田智広

株式会社アドナース代表取締役
訪問看護認定看護師
FM79.7　MH2 京都三条ラジオカフェにて
「行列のできる訪問看護ステーション」放送中

### 監修：藤本典昭
#### （自転車学校講師）

特定非営利活動法人自転車活用推進研究会理事
http://cyclists.jp
一般社団法人市民自転車学校プロジェクト (CCSP) 代表理事
http://www.ccsp.jp/
財団法人大阪府交通安全協会認定自転車安全教育指導員
見てわかる自転車安全教室講師
デンマーク式自転車教室講師

### コラム執筆：田中賀鶴代

有限会社アリカエンタープライズ代表取締役
おもてなし接遇コンサルタント
茶道裏千家助教授
京都府文化観光大使
京都観光おもてなし大使
茶源郷・和束 PR 大使
http://arica.co.jp

## 知ってトクする！訪問看護自転車マナー イラスト図解ハンドブック

2021 年 10 月 1 日　初版第 1 刷発行

編者：訪問看護自転車マナーハンドブック製作委員会
発行者：株式会社アドナース　代表取締役　鎌田智広
発行：株式会社アドナース
　　　〒610-1146 京都府京都市西京区大原野西境谷町2丁目14-10
　　　TEL 075-754-6174 FAX 075-754-6753
　　　http://adnurse.co.jp
販売：株式会社ラグーナ出版
　　　〒892-0847 鹿児島市西千石町3-26-3F
　　　TEL 099-219-9750 FAX 099-219-9701
　　　https://lagunapublishing.co.jp

### 企画 / 編集 / 制作 / 画：都あきこ
### MACB 株式会社

MACB 株式会社代表取締役
エッセイ漫画家／イラストレーター
企画立案・構成・執筆・編集・制作全般
http://macb.jp

印刷・製本　シナノ書籍印刷株式会社
落丁・乱丁はお取り替えします
ISBN978-4-910372-13-6　C2047